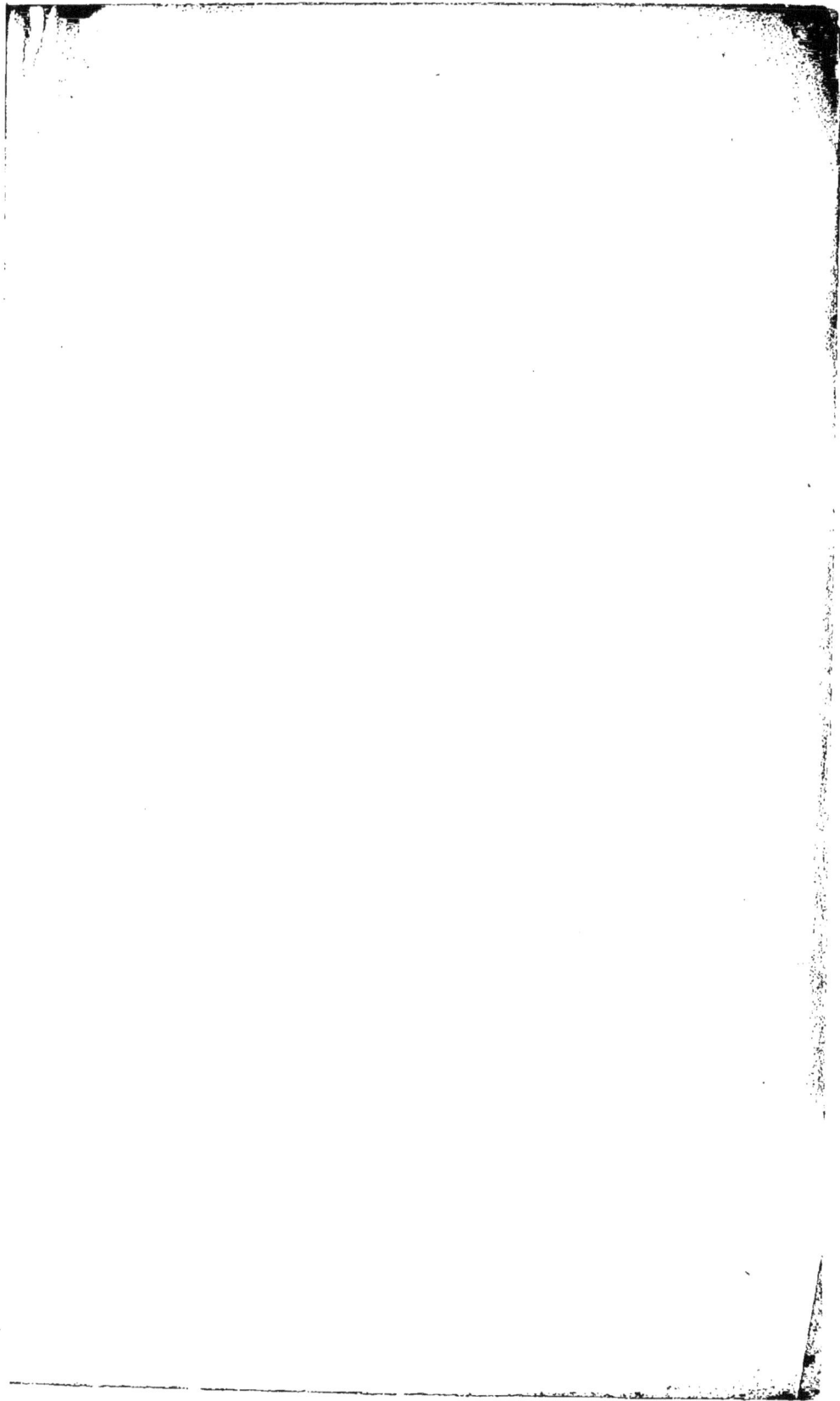

LE RÉGIME DE VIE

NATUREL,

ou

Le Moyen de ne pas MOURIR de la MORT
PRÉMATURÉE POUR CAUSE DE MALADIE.

Point de Médecin, point de Remède.

Tous les exemplaires de cet Ouvrage sont revêtus de ma signature, à l'effet, d'après la loi, de pouvoir poursuivre devant les tribunaux tout auteur de contrefaction et de mutilation.

LE RÉGIME DE VIE NATUREL,

OU

LE MOYEN DE NE PAS MOURIR DE LA MORT
PRÉMATURÉE POUR CAUSE DE MALADIE.

———✦———

POINT DE MÉDECIN, POINT DE REMÈDE.

———✦———

LA PERFECTION DU MONDE,

OU

LES AVANTAGES DU RÉGIME DE VIE NATUREL,

Qui est le seul moyen de faire vivre les peuples à la
perfection de sagesse voulue par le Créateur.

———

PREUVE PARFAITE

DES ERREURS ET DES CRIMES DE L'INTEMPÉRANCE ET DES DIFFÉRENS SYSTÈ-
MES PALLIATIFS ;

Avec des observations sur l'arrêt de mort par les Cours d'assises.

Par Antoine CHAMOIS, natif de Bordeaux.

———

M. DCCC. XXXII.

TABLEAU DE LA SANTÉ.

Toujours d'une tranquillité régulière.

Point de taches sur la peau.

La chair ferme.

Le sommeil paisible.

La digestion bien réglée.

Les urines claires et blanches, même quand l'on souffre la soif; car, quand elles sont chargées, c'est une preuve de relâchement ou d'engorgement chronique.

OBSERVATIONS

Sur les erreurs et crimes de l'intempérance, des systèmes palliatifs et des autres systèmes.

———•)(•———

LA médecine n'est que palliative, je veux dire calmante, ou mortelle, ou insuffisante pour guérir, parce qu'elle charge et affaiblit le sang, et qu'elle ne détruit pas parfaitement la corruption qui s'incruste dans notre individu, ni le venin héréditaire. Ainsi, ceux qui en font usage n'ont pas parfaitement la tranquillité du physique et du moral, et c'est pourquoi elle n'est pas parfaitement curative, et elle ne peut pas l'être, parce qu'elle ne défend pas le régime de vie qui nous charge de la corruption qui s'incruste dans notre individu, et s'écarte toujours de ce qui nous est alloué par le Créateur ; et voilà pourquoi elle n'a jamais été, ni elle ne sera jamais parfaitement curative.

———————

CAUSE DES MALADIES.

LA cause des maladies provient de l'usage de ce qui ne nous est pas alloué, et de l'excès de fatigue qui cause l'échauffement, et l'échauffement cause le relâchement, et le relâchement cause l'engorgement de la corruption ; et le tout se fait ressentir par les régimes de ce qui ne nous est pas alloué par le Créateur, et par l'excès de fatigue de toutes espèces. Tous ces différens régimes chargent le sang d'un liquide de corps gras et du jus des autres choses que nous consommons, que le sang porte à la chair, à la peau et aux fibres de toute espèce, et font des différens dépôts et gênent le sang dans sa course, et le sang ne pouvant plus agir, se corrompt et par suite l'on meurt de la mort criminelle et prématurée ;

I

et enfin, les maladies que nous faisons ne viennent que des différens régimes de vie qui attaquent les différentes parties de notre individu.

— Mais le régime qui nous est alloué par le Créateur calme et guérit tous ces maux, et donne au sang la faculté de nous décharger de la corruption incrustée dans notre individu, et d'en rafraîchir et nourrir toutes les parties, et par la suite épure parfaitement le sang, la chair et la peau, et le sang ramollit les nerfs et les fibres, autant desséchés et racornis qu'ils puissent être, en parcourant les parties paralysées, et les remet au naturel. Par suite l'individu engraisse et enfin il reprend son état de santé selon son âge et la dégradation qu'il a déjà soufferte, et il ne ressent plus aucune douleur, et les parties dégradées se réparent selon son âge et l'excès de ses dégradations, et je donnerai des preuves suffisantes de ce que j'avance.

— J'ai reconnu aussi que le blé est ce qui nous est alloué dans cette contrée de la terre, et la bonne eau avec sa chaleur naturelle, et cela suffit pour se nourrir en bonne santé; et malades, il faut toujours continuel régime et prendre un grand verre d'eau le matin et le soir en se levant et en se couchant, pour raffermir les chairs et faciliter l'évacuation de la corruption; et quand l'on peut agir, boire un grand verre d'eau, promener, courir, suer jusqu'à la fatigue pour ramollir les parties desséchées : cela vaut mieux que les bains de vapeur et les meilleurs des épuratifs, dont les effets sont plus prompts et les suites plus heureuses, parce que cela est naturel et parfaitement curatif.

— Mais, pour en obtenir ces avantages, il faut parfaitement suivre le régime, être actif, sobre et chaste selon ses forces, et alors il sera parfaitement curatif, et la santé sera régulière et non irrégulière comme par l'usage de ces différens régimes et des systèmes palliatifs, parce que cela est naturel et ne peut souffrir d'irrégularité.

— Ce régime est curatif de nos erreurs et même des funestes héritages de nos pères, ce qui me fait dire :

Hors la volonté du Créateur, point de perfection. La preuve de ce que j'avance est tellement certaine, que je n'en doute nullement.

— C'est pourquoi je considère les hôtels des Incurables comme le triomphe de l'intempérance, de la cupidité et du charlatanisme poussé au plus horrible excès.

— Suivant cette maxime si bienfaisante et si simple, le sang ne fatigue jamais celui qui l'exerce, et le trop de sang s'évacue avec les excrémens journaliers, ainsi que le venin inflammatoire qui échauffe la vessie, et il jouit toujours parfaitement de la tranquillité du physique et du moral, et ce régime est on ne peut plus agréable, et je ne sais pourquoi on ne s'est pas attaché à le faire connaître et à le mettre en pratique.

— Quand pourra-t-il être, grand Dieu! que cette maxime, mise en pratique, laisse les humains aussi heureux que vous l'avez voulu et le voulez encore? Je me réjouirais encore plus de l'avoir fait reconnaître à mes semblables.

———

Hélas! que de maux, que de martyres et d'erreurs! O malheureuses erreurs, que de maux n'avez-vous pas causés à l'espèce humaine? O réflexion terrible! ne pourrai-je jamais vous oublier? Vous effrayez toujours et continuellement mon imagination; ce qui peut la calmer, c'est l'esprit de détruire la cause des supplices intempérans et palliatifs de ma malheureuse espèce souffrante et alarmée, victime des erreurs et des désordres qui lui ont fait oublier et par suite méconnaître la perfection et la bonté de la grandeur du Créateur, et qu'en se multipliant dans les erreurs, vont jusqu'à commettre la plus grande multiplication des plus horribles crimes qu'ils commettent tous les jours sans le moindre remords.

— Et cependant cet état de choses n'existe qu'à raison de l'oubli de la volonté du Créateur qui les fait tomber dans la férocité de l'intempérance et le malheur du système palliatif qui est tout à fait insuffisant pour les remettre dans l'état de tranquillité du physique et du moral où le Créateur veut qu'ils existent. C'est pourquoi je blâme le législateur de s'arrêter à dire que l'ivresse est un délit, et qu'il condamne à mort et au plus cruel supplice des hommes qui ont tout à fait perdu leur état naturel, et qui vivent, sans s'en apercevoir, dans un état de demi-rage ; car il n'est pas naturel que l'homme porte dans le cœur l'intention de commettre le crime, ou l'ouvrage du Créateur ne serait pas à sa perfection. Eh ! qui peut douter de sa perfection divine ?

— S'assurer d'eux, les mettre au naturel, leur faire oublier leurs crimes, voilà ce qui devrait être ; et dans cet état, le repentir est plus que suffisant pour leur servir de borne : car il est aussi impossible à l'homme qui exerce le régime naturel de faire le mal, comme à celui qui vit dans l'intempérance de faire le bien.

Car le législateur s'est approprié le droit de détruire des êtres qui appartiennent au Créateur, droit qui doit sans doute l'offenser.

— Je sais parfaitement bien que ce jugement sera rejeté par les victimes de l'intempérance, car, pour juger ainsi, il faut être à la perfection où le régime naturel nous laisse exister.

— Pourquoi tant d'appareils ? pourquoi des Cours criminelles pour condamner à mort un malheureux criminel, victime de l'intempérance et des systèmes palliatifs, puisque l'on confie l'existence de tant de malheureux innocens à des hommes ignorans et cupides, et enfin remplis de tous les vices du cœur humain, et qui savent parfaitement bien qu'ils exercent ce qu'ils ne connaissent pas, et qui leur est impossible de connaître ?

— Puisqu'ils exercent une méthode qui outrage le Créateur, ils devraient connaître leur insuffisance par leur peu de succès et se déclarer incompétens ; mais la soif de l'or leur fait exercer leur système soit par habitude ou par cupidité ; ils couvrent la surface de la terre du sang de l'espèce humaine, tant ils sont habitués à brutaliser le sentiment divin qui les prévient à l'approche des crimes.

— Sondez vos cœurs, hommes inhumains; voyez l'énormité de vos crimes systématiques; abandonnez une méthode criminelle; adoptez le régime naturel, vous débarrasserez les humains de leurs supplices énormes, et l'on oubliera vos erreurs et les humains oublieront encore leurs martyres, et ils vous adopteront pour des hommes qui ont suivi des erreurs, et ne continuez pas à arracher, couper, trancher, saigner, sangsuer, purger, et enfin tuer et embellir le sort des malades par des plaisanteries cuisantes qui ne sont pas de saison, et qui sans doute doivent aller jusqu'au cœur du Créateur.

— Lisez et continuez, s'il est possible; je ne crois pas cette audace aux humains, ou je ne suis point de l'espèce. Si vous continuez, je me perce le cœur pour ne pas voir l'énormité de vos crimes systématiques, offenser le Créateur et continuer le supplice des humains, ne pouvant supporter votre audace.

— Oh! venez plus avares du sang des humains, alors l'espèce humaine, et j'ose dire le Créateur, oublieront que vous fûtes criminels.

Comment est-il possible que les lois, la morale religieuse, puissent maintenir les humains dans le bon ordre, puisque l'intempérance et les systèmes palliatifs les maintiennent dans un état de martyre qui leur fait oublier le respect qu'ils doivent au Créateur et leur intérêt social? Étant dans un état de désorganisation aussi grand de physique et de morale, comment peut-on les condamner à mort?

— Puisqu'ils abandonnent leurs intérêts civils et individuels à leur ardeur pour commettre les crimes, il faut donc qu'il y ait un motif qui désorganise leur morale pour faire agir ainsi; et ce motif n'est autre chose que le venin corruptif dont nous sommes héréditaires, et qui est accumulé par l'intempérance et le système palliatif. Je le répète encore, comment peut-on condamner des êtres qui ont perdu ou aliéné leur raison, puisque la loi veut que l'on reconnaisse dans l'intention des criminels, l'intention de commettre les crimes, quand cette intention provient d'un sentiment surnaturel ?

—Or, s'il est vrai que l'ouvrage du Créateur est parfait, il est aussi vrai que sa créature n'a pas l'intention de commettre le crime de son propre naturel, et que ce n'est que par cause forcée que les humains s'abandonnent à commettre des crimes, et que cette cause n'est autre chose que les effets de l'intempérance et des systèmes palliatifs qui, en commun, désorganisent le physique et le moral. Or, le vœu de la loi n'est pas rempli ou se contrarie elle-même, puisque, d'un côté, elle dit que l'ivresse est un délit, et de l'autre, elle ne punit que l'intention de commettre le crime.

— Or, il est prouvé que l'homme dégradé par l'intempérance et les systèmes palliatifs qui l'affaiblissent et le dégradent encore davantage, ne peut pas avoir l'intention bien régulière. Or, ce n'est pas suivre l'intention fixe de la loi, qui ne punit que l'intention criminelle ; c'est pourquoi je dis que l'organisation humaine n'est pas régulière, et cette irrégularité provient de la corruption des humains. Si l'intention criminelle n'est pas naturelle, elle est donc action forcée, et l'arrêt de mort fait donc des victimes. L'on peut dire que l'homme possédant la saine raison, et étant dans son état naturel, peut commettre des crimes ; mais je soutiens que non, puisque le Créateur veut que nous n'ayons l'intention de faire que le bien. Mais y eût-il des exceptions à faire, lesquelles seraient fort rares, pour quelques vrais criminels, pourquoi immoler tant de victimes ? L'humanité ne peut laisser subsister une pareille erreur que le régime naturel repousse de vive force.

— Pourquoi ne pas arracher à la mort des êtres qui

ne sont criminels que par action forcée, puisque le Créateur ne veut pas que sa créature ait l'intention criminelle? c'est ce que le législateur n'a pas su reconnaître, quoique cela existe, parce qu'il ne fouille pas assez dans les malheurs intempérans et palliatifs de la classe commune.

— Ce développement connu, je ne crois pas que l'on maintienne l'arrêt de mort, puisqu'il donne les moyens d'arracher du cœur humain l'intention de commettre les crimes qui ne lui sont pas naturels; et si le Créateur a de l'indulgence pour l'espèce humaine criminelle, pourquoi l'espèce humaine n'en aurait-elle pas pour elle même?

— Or, puisque le régime naturel peut ramener les humains criminels à la saine raison, pourquoi ne pas employer ce moyen? En l'employant, l'on suivrait le sentiment de l'humanité dont le Créateur a orné la sensibilité de notre cœur. Superbe sentiment, trop oublié par l'espèce humaine!

— Vous tous, humains, législateurs et médecins, dans tous vos jugemens n'oubliez pas le Créateur et la perfection de son ouvrage! sachez que tout y est relatif!

— Je ne crois pas pouvoir résister au trop grand mal au cœur que me cause le supplice passé, présent et à venir de la malheureuse espèce humaine, malgré le plus ardent désir de voir un jour cette méthode mise en pratique, pour me réjouir du bonheur des humains qu'elle seule peut leur procurer, parce qu'il leur est impossible de se bien organiser en s'éloignant de la volonté du Créateur, et que pour y réussir, il faut parfaitement reconnaître et suivre sa volonté.

— Je ne vois que le système constitutionnel des Anglais et des nations alliées qui peut ramener les humains à cette perfection, et le plus grand des bonheurs pour moi ce serait d'apprendre que telle sera l'intention des têtes couronnées. Voilà mon espoir, puisse-t-il se réaliser!

— O consolant espoir ! c'est donc vous qui êtes un don précieux du Créateur ; sans vous, j'offenserais peut-être encore sa grandeur divine : puissé-je toujours le conserver !

— Ici, point d'erreurs, point de cupidité, point de charlatanisme, c'est la vérité et l'humanité qui ont fait agir mon cœur en donnant à cette découverte la plus grande publicité. Quel pénible tableau pour moi qui sacrifierais mes jours pour le bonheur des humains avec le plus ardent plaisir, de les voir tous dans le plus grand des martyres que la grandeur de leurs maux les empêche de connaître, causés par leurs funestes héritages et leurs erreurs criminelles, qui engendrent ce venin criminel qui frappe sur toutes les têtes humaines !

— Je voudrais mourir pour ne pas les voir dans cet effroyable supplice, et je désire vivre pour les voir reconnaître et suivre la ligne de honheur que vous leur avez tracée, et pour qu'ils admirent la perfection de votre ouvrage et la sévérité de votre justice qu'ils semblent méconnaître ou détourner.

— O Créateur divin ! pardonnez l'expression à la trop grande douleur de mes maux qui exterminent mon repos, effraient mon cœur et mon esprit continuellement.

— Je veux dire par tous ces considérans qu'il est impossible aux humains de bien s'organiser d'après la saine raison, tant en médecine qu'en jurisprudence, s'ils vivent dans un état de dégradation où les maintiennent les différens régimes qu'ils font, lesquels laissent exister en eux un levain de corruption physique et morale, qui est criminel, qui n'est pas naturel et qui n'est pas voulu par le Créateur, et que le régime naturel efface parfaitement, et duquel ils ne se débarrasseront jamais qu'en reconnaissant et en se soumettant à la volonté du Créateur, et enfin en suivant parfaitement la manière de vivre qui leur est allouée, et c'est le seul moyen pour eux de se rappeler à la saine raison, et tout le reste est le vice habituel de la soidisante civilisation qui ne fait que dégrader la perfection du parfait ouvrage du Créateur.

— Je le répète encore, qu'on sache bien, qu'on sache très-bien qu'hors la parfaite soumission à la volonté du Créateur, il ne peut et il ne doit exister de vrai bonheur.

— Je dis que les régimes intempérans et les systèmes palliatifs chargent et affaiblissent le sang, engendrent la corruption, l'incrustent dans notre individu et dégradent par gradation jusqu'à la mort criminelle et prématurée.

— Mais le régime naturel nous fait jouir du bonheur voulu par le Créateur, et il est curatif de nos erreurs et des funestes héritages de nos pères ; et nous ne pouvons et ne devons être épurés du venin criminel que par lui seul, d'après la régularité de la perfection divine, ce qui est une preuve parfaite de l'ouvrage du Créateur.

— Mais le Créateur punit les fautes pour ce qu'elles sont, et son indulgence les pardonne pourvu que nous n'oubliions pas que nous sommes ses créatures, qu'il est notre Créateur ; que nous ne nous brutalisions pas pour perdre la délicatesse de nos sens, et qu'enfin nous reconnaissions ce qui nous est alloué, et que nous sachions bien que nous dépendons du Créateur, et que nous devons mettre toute la confiance en lui pour reconnaître sa bonté dans nos besoins, nous adresser à sa clémence qu'il ne nous a pas encore refusée, et non à des êtres tout à fait insuffisans, qui semblent vouloir ravir sa puissance en voulant raisonner ce qu'il leur est impossible de connaître, et qui cause le malheur de l'espèce humaine en faisant de faux attributs, et qui, joint au malheur de l'intempérance, l'a totalement dégradée, jusqu'à lui faire perdre l'usage et la délicatesse de ses sens qui sont les dons les plus précieux que nous avons reçus du Créateur.

— C'est donc ce venin dartreux, et tant d'autres espèces qu'il désigne, dont ils ne connaissent pas la cause de ce qui l'incruste dans notre individu, qui n'est autre chose que ce liquide de corps gras et le jus de tant d'autres choses que nous consommons, qui ne nous sont pas allouées, et qui nous laissent un germe de corruption dans notre individu, qui prouve la justesse de l'ouvrage du Créateur et la surveillance de sa sévère justice, et le Créateur en a voulu l'introduction pour nous punir de la faute énorme de consommer ce qui ne nous est pas alloué.

— Les médecins connaissent ces différens effets en naturalisant, puisqu'ils disent que chaque chose a sa propriété et fait ses différens effets, et ils n'ont pourtant pas su jusqu'à nos jours se servir de ce qu'ils prétendent connaître. Il faut que ce soit une pauvre innocente victime échappée à leurs criminelles actions, qui sache encore le reconnaître et le mettre en évidence.

— Je finis par dire que c'est le jus des viandes et des différentes choses que nous consommons, qui ne nous sont pas allouées, que la chair pompe et qui se porte à la masse du sang qui se corrompt, s'incruste jusques dans la moelle de nos os, et qui cause les différentes maladies; ce que le Créateur permet pour nous punir proportionnellement à la consommation que nous faisons et à la longitude du temps, et pour nous punir des crimes de détruire son ouvrage et des maux que nous faisons aux autres vivans que nous détruisons tous les jours sans en connaître les crimes, ou du moins nous ne voulons point faire attention, et en même temps du mépris que nous faisons de ce qui nous est alloué, et qui nous est parfaitement bienfaisant.

— Nous qu'il a sans doute créés comme la perfection de son ouvrage, nous devons le croire par la supériorité de notre intelligence : malgré nos crimes, si nous faisons un usage bien régulier du régime naturel, il est parfaitement curatif des funestes héritages de nos pères et de nos erreurs criminelles.

— Où peut-on voir plus de perfection, je veux dire

plus de justesse, plus d'indulgence, plus de justice? Sa grandeur me frappe et m'enthousiasme.

— Ce sont donc les crimes des humains qui ont occasioné tous leurs maux, qui les empêchent de jouir de la félicité parfaite dont le Créateur veut qu'ils jouissent. Je reconnais parfaitement cette vérité, et je jouis de ce parfait avantage; mais ce qui trouble mon repos, c'est le supplice des humains.

— Ce sont donc nos crimes qui ont occasioné cette corruption venimeuse, et ce venin s'est perpétué depuis la première faute des humains. O venin criminel qui attaque d'abord le physique, qui désorganise le moral, et qui cause tant d'erreurs, de maux et de crimes! Voilà ce qui me fait placer l'enfer sur la surface de la terre, qui me fait nommer l'enfer *erreur criminelle des humains*, et le paradis, *la félicité parfaite voulue par le Créateur.*

— Je les compare à deux chars dont l'un représente une lourde charrette mal organisée, chargée du pesant fardeau des supplices et des martyres des humains, roulant dans des routes de traverse, qui éprouve tous les malheurs du monde, et qui, ne pouvant arriver au but de son voyage, meurt de la mort criminelle et prématurée.

— L'autre à un char léger et bien confectionné, chargé du bonheur des heureux qui sont dans la félicité parfaite, qui roulent sur les routes royales, qui parcourent la terre heureusement, qui finissent leur voyage dans le plus parfait bonheur, et meurent enfin d'une mort douce, voulue par le Créateur.

— Je veux dire par tous ces considérans qu'il existe deux manières de vivre : l'une gouvernée par l'intempérance qui cause le malheur du monde; l'autre gouvernée par l'activité, la sobriété et la chasteté voulue, qui nous fait jouir du bonheur que le Créateur nous accorde.

— Parce que l'intempérance échauffe et relâche tout notre individu et occasione l'engorgement de la corruption, qui cause les différentes souffrances et maladies que nous faisons.

— Et parce que l'activité, la sobriété et la chasteté voulue entretiennent le corps dans sa fermeté naturelle, en faisant un bon régime de ce qui nous est alloué, la corruption ne peut l'atteindre, et il jouit toujours d'une bonne santé voulue par le Créateur, quand on se soumet à sa volonté.

— L'on ne doit point douter qu'il n'y ait une parfaite proportion de justesse et de bienfait dans les actions du Créateur, tant pour récompenser les bonnes actions que pour en punir les mauvaises, qui portent sur tout ce qu'il a créé, et que sa punition est une grandeur de ses bienfaits. En sentant bien la force de cette vérité, je pense qu'il faut se rendre à l'évidence; et ceux qui ne se rendront pas, je crois leur plaie mortelle.

— Je résume donc qu'il est naturel de se bien porter, et d'être blanc dans cette contrée de la terre, et qu'il n'y a que le régime naturel qui peut nous maintenir dans cet état.

— Et que le régime intempérant et le système palliatif nous laissent toujours dans un état de langueur, de maigreur et de dégradation qui fait changer de couleur proportionnellement à notre dégradation et au genre de régime qui l'occasione.

— Tel que rouge, vert, jaune et brun occasionné par les différentes proportions de la corruption qui se porte à la face principalement, et qui se porte aussi sur toutes les parties de notre corps qui éprouve des actions forcées, comme on le voit dans les fractures, meurtrissures, etc. où la chirurgie réussirait beaucoup mieux sans cet état de corruption qui partout où il se porte gonfle les parties, et se portant à la face principalement, en flétrit et en dégrade les traits. Et cependant le commun des gens pense que cet état de martyre est une apparence de graisse et de bonne santé, et les médecins les persuadent dans cette manière de voir.

— Qui y a-t-il de plus ignorant, de plus criminel, de plus indigne que ces êtres qui savent bien qu'ils ne connaissent pas ce qu'ils font, et à qui il est impossible de le connaître, et qui veulent pourtant persuader le mal pour le bien, en persuadant que ce qui est occasionné par leur erreur criminelle est encore une marque de votre divine bonté?

— O Créateur divin ! faites que mes observations fassent reconnaître aux humains l'énormité de leurs erreurs et de leurs crimes, et que leurs maux, leurs supplices, leurs martyres n'existent plus, et qu'ils jouissent enfin des avantages que votre immense bonté leur accorde !

— Alors tous les humains jouiront de la félicité parfaite qui nous est annoncée depuis si long-temps, et nous nous reposerons sur votre perfection pour ce qu'il ne nous est pas permis de savoir juger; et nous n'irons pas chercher par de faux attributs à nous rendre criminels à vos yeux, et à dégrader et à détruire la perfection de votre ouvrage.

— En attendant l'avenir, nous rechercherons à mieux reconnaître votre perfection et à l'imiter selon nos forces, par des moyens plus sains que les temps passés, et nous ferons tous nos efforts pour vous faire oublier que l'espèce humaine fut criminelle. Puissions-nous réussir dans des projets si grands et si sains ! l'ardeur de ce désir m'est toujours présente et enflamme mon cœur. Puisse cet heureux avenir arriver à la perfection de mes désirs et ne pas tarder à apparaître !

— Que l'on sache bien que l'on ne peut se guérir que par un régime très-long et bien suivi, et que pour ne jamais souffrir, il faudrait le faire pendant toute son existence.

TABLEAU de la manière de vivre au naturel pour toujours se bien porter.

JAMAIS DE MÉDECIN NI DE REMÈDE.

Huit heures de lit au plus, parce que le lit échauffe et irrite. De bon pain et de bonne eau avec sa chaleur naturelle, le tout à satisfaction modérée, mais sans privation, et pas d'autre chose. Jamais boire ni manger chaud, jamais d'actions forcées; actif, sobre et chaste; se laver les pieds, la face, les mains et le corps tous les jours avec de l'eau ayant sa chaleur naturelle, et faire prendre l'air au corps pour calmer, radoucir et ramollir les nerfs, et pour le rapprocher du naturel dont les actions forcées et les vêtemens l'éloignent. Ce régime est indispensable aux êtres nés faibles, ou affaiblis par les désordres, parce que les vents s'engorgent et fatiguent les parties amaigries, et retardent la guérison; mais que l'on sache bien que plus on s'éloigne du régime naturel, plus on porte tort à son individu, et qu'en suivant exactement ce tableau, on se met à la perfection de santé.

Alors on possédera la santé avec son apparence, je veux dire la blancheur et la fermeté de la peau et de la chair, et la gaieté naturelle. Que l'on fasse attention que l'homme dans ce parfait état est éloigné du crime et du vice.

— Se laver le corps pour ramollir les nerfs, partie premièrement affectée, qui est la première cause des maladies humaines, et qu'on ne peut ramollir qu'avec de la bonne eau ayant sa chaleur naturelle, parce qu'elle est adoucissante, émolliente et rafraîchissante, de laquelle il faut faire usage tous les jours.

— Et cependant les médecins veulent guérir les malades en affaiblissant leurs corps par des bains chauds, des saignées et des sangsues, et par des irritans; enfin, leur terrible faute est d'avoir la présomption de faire le bien. Cependant je donne bien la preuve qu'ils exterminent l'espèce humaine; mais j'espère que le temps viendra où ils croiront que le Créateur a tout prévu.

— Je vois enfin que les régimes, les médecins, les vêtemens, dégradent paralysent et tuent totalement l'espèce humaine, et pour la réparer, il faut la rapprocher, autant que possible, du naturel, quoique les personnes affaiblies et irritées en éprouveront une forte sensibilité qui se dissipera en reprenant cet état, et en récupérant leur fermeté, il deviendra agréable de se laver même dans les froids les plus forts. Le tout bien suivi donne la fermeté physique et morale voulue par le Créateur.

— Je dis ici, pour ceux qui entreprendront ce régime, qu'ils ne s'étonnent pas si, dans le commencement, ils ne vont à la selle que tous les huit jours : ils ne doivent rien craindre de ce retard, car ils n'en ressentiront aucun désagrément ni douleur, ou très-peu, ce qui n'occasionnera ni continuité ni mauvaise suite, car ce n'est que l'inflammation qui s'attire dans le bas-ventre; mais il ne faut pas cesser le régime une fois commencé, parce qu'il peut devenir funeste ou mortel, comme nous l'avons déjà dit.

— Que l'on sache bien que le Créateur a attaché une propriété qui nous est malfaisante à chaque chose que nous consommons qui ne nous est pas allouée, et qu'il n'y a que ce qui nous est alloué qui nous est bienfaisant, et que cette action malfaisante est proportionnée à la différente nature des choses dont nous faisons usage et qui ne nous sont pas allouées.

— Par exemple : je crois que c'est un crime que de détruire les êtres vivans et les manger, et je crois qu'il n'y a que faute à manger les différens produits de la terre qui ne nous sont pas alloués. J'ai remarqué que les différentes chairs que nous mangeons nous sont plus malfaisantes que les différens produits de la terre qui ne nous sont pas alloués. Et toutes ces différentes choses qui ne nous sont pas naturelles engendrent la corruption, l'incrustent dans notre individu et en paralysent les différentes parties; mais ce qui nous est alloué, multiplie et fortifie le sang, et alors il a la force de se décharger de la corruption en parcourant avec une action plus vive toutes les parties engorgées ou paralysées, et enfin il les remet au naturel. Mais si l'on mange trop et s'il y a excès de sang, il s'évacue avec les excrémens journaliers, et j'en offre la preuve par expérience. C'est bien là la preuve que ce n'est que la corruption qui rend malade, et non l'excès de sang, parce qu'on n'en a jamais de trop quand on est dans le vrai naturel, vu que le sang ne fatigue que lorsqu'on a quelque partie engorgée ou paralysée, et n'ayant pas les parties libres, son cours est intercepté. Voilà la véritable cause des maladies, et ce qui fait que les médecins n'ont jamais pu être d'accord entr'eux, parce qu'ils s'écartent toujours du naturel. Aussi n'ai-je pu tirer de toutes leurs nombreuses consultes que deux bonnes décisions dont eux-mêmes ne savent pas en retirer les avantages : l'une, d'ordonner le régime doux, et l'autre de dire que la nature se débarrasse. Le régime doux est sans doute bienfaisant, mais il peut être autre chose que ce qui nous est alloué par le Créateur, et tout le reste nous fait souffrir le martyre de la désobéissance, désobéissance qu'il ne faut pas exercer pour que la nature se débarrasse. Toute la science des médecins devrait donc se borner à savoir le reconnaître et à le mettre en pratique, étant le seul moyen de remettre les humains au naturel.

— C'est dans cet état qu'il faut être pour avoir toujours présens à son imagination le Créateur et la perfection de son ouvrage, parce qu'avec un miroir aussi brillant il est impossible de voir les crimes et les vices.

———————

J'ai combattu ma maladie de naissance et autres avec tous les palliatifs du monde : médecines, vomitifs, saignées, sangsues, emplâtres de toute espèce, l'infernal, maudit et criminel mercure, et tous ceux qui l'ordonnent, criminels comme lui. J'en ai vu sous toutes les dénominations différentes du charlatanisme, ainsi que tous les meilleurs épuratifs inventés; bains, bains à vapeur, bains minéraux, eaux minérales en boisson, etc. jusqu'à la fin des systèmes.

— Des consultes de tous ces grands hommes qu'on nomme *médecins*, qu'on nomme *académiciens*, tant en France qu'en Angleterre, je n'ai pu obtenir que des soulagemens momentanés, et par leurs avis j'ai toujours vécu dans un état de demi-rage; j'ai vu mourir ma famille et une infinité de connaissances d'enfance victimes des mêmes supplices, et toute l'espèce humaine gémir du même fléau. Enfin, tout le genre humain n'a jamais pu tirer aucun avantage du système palliatif, parce que son invention est imparfaite, et que l'on ne peut raisonner juste en ne se soumettant pas à la volonté du Créateur.

— Le seul conseil qui m'a valu de ces messieurs-là, c'est de suivre le régime doux, mais encore n'ont-ils pas su m'en dicter un bon, car tout ce qu'ils m'ont ordonné me faisait souffrir le martyre, comme bœuf, veau, mouton, volaille, herbages de toute espèce, lait de différentes sortes, farineux de divers genres, et enfin une infinité d'autres choses non moins malfaisantes, jointe à leur exécrable et mortelle diète que ni l'efféminé ni l'hercule le plus robuste ne peuvent soutenir, et malgré tout cela, j'ai continuellement souffert les plus grands martyres. Il a fallu que je me révolte contre leur erreur et leur crime habituels et systématiques, et que je reconnaisse et adopte le régime naturel, quoiqu'ils me disaient que je tomberais dans l'étisie; mais recevant tant de biens de ce régime, je n'ai pas voulu les écouter, parce que j'ai reconnu qu'ils n'étaient que systématiques, et qu'hors de cette ligne ils ne connaissent plus rien, et j'assure qu'ils ne peuvent rien connaître.

— J'ai combattu la mort prématurée avec le régime naturel ; j'ai parfaitement bien réussi, et tous ceux qui en feront autant réussiront également. J'ai guéri ma maladie héréditaire et toutes celles occasionées par mes désordres ; je me porte très-bien, et j'ai toujours présent ce précieux don du Créateur, cette gaîté naturelle qui rafraîchit mieux le physique et le moral que tous les palliatifs du monde, et même les lavemens et les glaces pour les amateurs, qui font encore de fort nuisibles effets, parce qu'ils appartiennent aux différens charlatanismes.

———

Mettez-vous au naturel, humains, et vous rafraîchirez vos causes échauffantes et irritantes, et vous jouirez de l'abondance de bonheur que se plaît à répandre le Créateur pour tout ce qu'il a créé, et que dans notre criminel état nous ne pouvons reconnaître ; puisque vous l'oubliez, que vous semblez douter de son existence, et que vous êtes fugitifs et sous le glaive de sa sévère justice à laquelle vous ne pouvez vous soustraire qu'en vous corrigeant de vos erreurs criminelles et en vous mettant au naturel. Soyez bien sûrs, humains, que c'est le seul moyen d'y réussir.

— Consolez-vous, victimes de l'intempérance et de tous ces différens systèmes palliatifs ; mettez-vous au naturel, vous ne verrez plus exister toutes ces différentes dénominations de maladies, telles qu'étisie, épilepsie, apoplexie, fièvres différentes, rhumatismes de tout genre, gouttes diverses, durillons et cors aux pieds, maladie de nerfs, teignes différentes, cataracte, surdité, mal aux dents, maladie de foie et de poumons, grand anévrisme au cœur, folie, malignité humaine, et même tous ces funestes héritages de nos pères, qui ont une trop grande dénomination pour se donner la peine de les inscrire. Épurez votre corps de toutes vos douleurs par le régime naturel, et vous comprendrez très-clairement que toutes ces différentes dénominations n'appartiennent qu'à l'intempérance et aux erreurs criminelles du charlatanisme.

— Régissons donc notre existence au naturel, car la moindre faute par erreur ou intention criminelle trouble notre cœur et notre esprit, et en continuant, nous tombons dans les désordres. Considérons toutes ces vieilles archives bibliothécaires des académies médicales, comme des nullités déraisonnées, qui ne sont que des dépôts de faux systèmes et des appâts pour attirer et maintenir toutes ces malheureuses erreurs criminelles, et prenons la fermeté et le caractère suffisans pour reconnaître, mépriser et abattre toutes ces indignes erreurs, et pour ne plus avoir la faiblesse de laisser instituer des corps de charlatanisme sous aucune dénomination, qui veulent régir les humains avec des erreurs criminelles, et cherchons à obtenir notre pardon du Créateur, et soyons sûrs qu'il a tout prévu et qu'on l'offense en voulant chercher à perfectionner son ouvrage, et enfin, qu'à la punition de cette offense sont attachées les erreurs fugitives et criminelles, et sans idolâtrie, ne cessons jamais de louer le Créateur.

— Quand vous serez aussi persuadés de ces vérités comme je le suis, j'espère que je n'aurai plus le mal au cœur de vous entendre plaindre ; la fierté naturelle vous en empêchera. Il viendra le temps que vous aurez honte de vous plaindre, sachant parfaitement bien que la cause de vos maux ne provient que de vos désordres, et vous craindrez même en vous plaignant qu'on vous reproche d'avoir manqué au Créateur, et il faut être à cette perfection pour le considérer pour ce qu'il est et pour jouir parfaitement de ses bienfaits.

— Je suis fâché de n'avoir pas plus de pénétration et d'instruction plus profonde pour dépeindre ces vérités que je ressens avec des expressions plus sensibles, mais je crois néanmoins avoir fait sentir suffisamment ce qui existe aux humains dont les plaies ne seront pas mortelles.

— Je pense qu'il me sera adressé, au sujet de mon ouvrage, des plaisanteries et railleries, et même des petites guerres par les nombreux partisans de tous ces faux systèmes, mais j'ai de quoi me défendre, puisqu'il est dicté d'après la régularité de l'ouvrage du Créateur.

— Si par la suite je peux approfondir davantage les sujets de mon ouvrage, je ferai paraître une nouvelle édition.

~~~~~~~~~~~~~~~~~~~~~~~~~~~~~~~~~~~

CHANSON

ANALOGUE AU RÉGIME DE VIE NATUREL.

———

Air du *Lazaret de la Gironde*, ou *l'Amour, l'amour*.

Peuples souffrans, peuples martyrs,
Réfléchissez, où êtes-vous ?
Dans les malheurs, dans les délires,
Dans les dédains, dans les dégoûts.
Voyez donc vos martyres,
Cherchez à vous sortir
De cet affreux empire
Des êtres mal nourris.
    Adoptez le naturel,
Et vous verrez renaître
Gaieté, joie, contentement,
Et tout sera charmant.

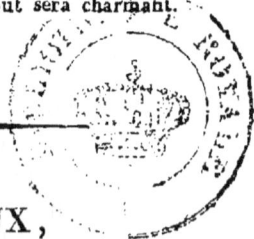

❧—o—❧

Vous autres aussi, jeunes filles,
Pour vous faire enfin un amant
Qui soit robuste et bien gentil,
Aimable, et gai et bien galant,
Sortez enfin de l'esclavage
De vos ajustemens,

Laissez là vos corsétages
Ridicules du temps.
    Adoptez le naturel,
Vous serez robustes et libres,
Vous plairez à vos amans
Beaucoup plus qu'à présent.

❧—o—❧

Législateurs, hommes qui siégent,
Médecins, et vous, charlatans,
Purgez enfin vos hypothèques
Que vous avez au firmament;
Acquittez donc ces peuples,
Ces martyrs souffrans,
En donnant des décrets
Qui ne soient pas saignans.
    Adoptez le naturel,
Et vous verrez renaître
Gaieté, joie, contentement,
Et tout sera charmant.

————

A BORDEAUX,

De l'imprimerie de J. Lebreton, rue des Lois n°. 3.

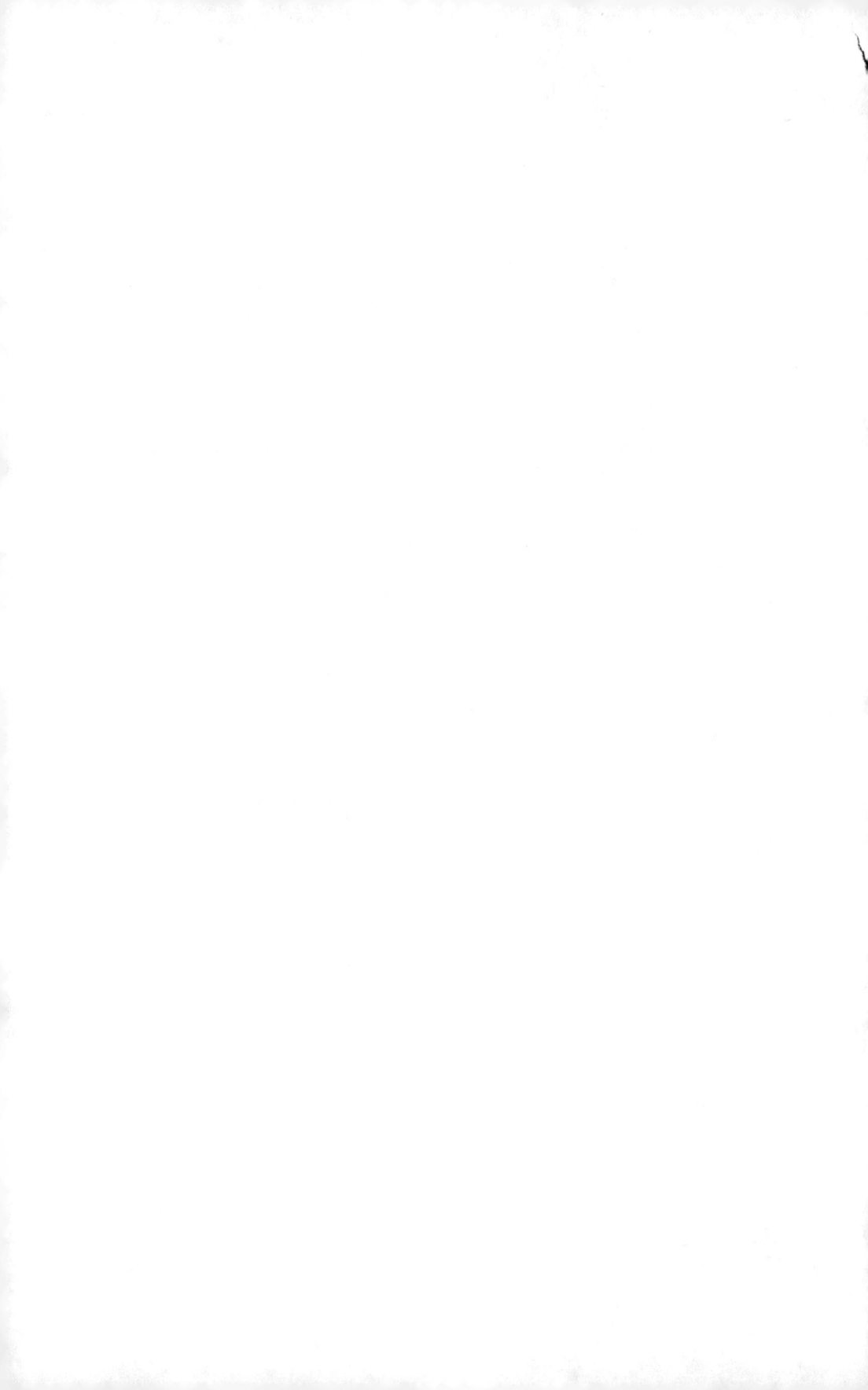

www.ingramcontent.com/pod-product-compliance
Lightning Source LLC
Chambersburg PA
CBHW060507200326
41520CB00017B/4946